AF404026

DE LA

MORT PAR INFECTION PURULENTE

DANS LA

FIÈVRE TYPHOIDE

PAR

Paul GANDY,

Docteur en médecine de la Faculté de Paris.

PARIS

OCTAVE DOIN, LIBRAIRE-EDITEUR

8, PLACE DE L'ODÉON, 8

1880

DE LA

MORT PAR INFECTION PURULENTE

DANS LA

FIÈVRE TYPHOIDE

PAR

Paul GANDY,

Docteur en médecine de la Faculté de Paris.

———⁂———

PARIS

OCTAVE DOIN, LIBRAIRE-ÉDITEUR

8, PLACE DE L'ODÉON, 8

—

1880

MEIS ET AMICIS

A MON ONCLE, M. LE DOCTEUR PAMBRUN

DE LA

MORT PAR INFECTION PURULENTE

DANS LA

FIÈVRE TYPHOIDE

PRELIMINAIRES.

Au mois de mars de l'année 1878, nous observâmes à l'hôpital Saint-Antoine, dans le service de M. le professeur Brouardel, un malade atteint de fièvre typhoïde qùi, après avoir présenté des signes d'amélioration, fut pris d'un redoublement de fièvre et d'une aggravation de symptômes que M. le professeur Brouardel attribua à l'infection purulente. Le malade mourut, et l'autopsie vint donner au diagnostic une éclatante confirmation.

Cette terminaison de la fièvre typhoïde nous ayant paru singulière et peu connue, nous avons pensé qu'il serait intéressant de rechercher ce que les auteurs compétents ont écrit sur ce sujet et de grouper les faits qui pourraient présenter une analogie sérieuse avec le fait observé à l'hôpital Saint-Antoine.

L'infection purulente venant compliquer la fièvre typhoïde avait-elle été constatée par les anciens auteurs? L'histoire de la fièvre typhoïde étant.de date encore récente, il est difficile de répondre à cette question. Si toutes les épidémies de fièvre muqueuse relatées au siècle dernier peuvent se ranger dans le cadre de la dothiénentérie, les faits affirmatifs sont nombreux, car maintes fois la complication pyohémique a été observée dans ces épidémies.

Parmi les premiers travaux sérieux consacrés dans notre siècle à la fièvre typhoïde, nous trouvons les *Recherches* de Louis sur cette affection et quelques leçons des *Cliniques* de Chomel. Ni l'un ni l'autre n'affirme en propres termes l'existence de cette complication ; mais ils laissent échapper des aveux précieux sur la matière, et sans prononcer le mot ils pressentent la chose. Chomel (1834) cite un cas de fièvre typhoïde terminé par la mort avec plusieurs noyaux du poumon situés sous la plèvre et il reconnaît à cet état du poumon « les caractères des pneumonies observées après les grandes opérations ». Ailleurs, à propos de certains exemples de pneumonie lobulaire, il dit qu'on les observe « surtout chez les sujets qui offrent de larges suppurations au sacrum. »

Louis (1841) est non moins intéressant à consulter ; nous citons deux observations de son livre et quelques réflexions lumineuses dont il les a fait suivre (voir plus loin les observations et leur analyse).

Andral rapporte dans ses *Cliniques* plusieurs cas de fièvre typhoïde terminés avec des abcès musculaires ou viscéraux ;

mais nous y avons en vain cherché des faits probants d'infection purulente.

Les *Mémoires de l'Académie de médecine* contiennent un remarquable travail présenté par Castelnau et Ducrest sur les abcès multiples (1846). Castelnau et Ducrest font la revue des affections dans lesquelles surviennent ces abcès ; ils mentionnent la fièvre typhoïde et rapportent à ce sujet une observation qui peut être diversement interprétée.

Nous avons consigné parmi nos observations un fait très-intéressant de pyohémie dans la fièvre typhoïde relaté dans les *Cliniques* de Trousseau.

En 1853, le Dr Barth communique à la Société médicale des hôpitaux un fait analogue. On le trouvera dans nos observations.

Dans son traité de *Pathologie interne*, Monneret consacre deux lignes à cette question : il dit avoir vu l'artérite chronique entraîner les accidents de la pyoémie chez un sujet qui mourut dans le cours d'une fièvre typhoïde.

La possibilité de ces accidents est mentionnée dans le traité de M. Jaccoud.

Dans son traité des *Maladies des nouveau-nés*, M. Bouchut note la fréquence relative de cette complication dans la fièvre typhoïde des enfants, et il rapporte une observation qu'on trouvera plus loin.

C'est dans les auteurs allemands qu'il faut chercher les documents les plus étendus sur la question, et encore ces documents sont-ils fort incomplets au moins dans leurs ouvrages les plus répandus. Griesinger décrit succintement les symptômes de l'infection purulente dans la dothiénentérie, ainsi que quelques-unes des lésions qu'on observe à l'autopsie. Nous lui avons emprunté plusieurs faits, et nous avons trouvé dans son livre des renseignements qui nous ont été fort utiles.

Hoffmann paraît bien connaître la question ; mais il n'en a pas fait, que nous sachions, l'objet d'une étude spéciale. Son ouvrage sur l'anatomie pathologique du typhus abdominal contient une observation concluante ; nous l'avons reproduite.

Plusieurs travaux qui ne renferment point des faits relatifs à notre étude nous ont été néanmoins d'un grand secours pour élucider la question : notons en premier lieu la thèse d'agrégation de M. Duguet sur l'apoplexie pulmonaire. Nous avons lu aussi avec intérêt les leçons faites par M. Hayem à la Charité (1875) ; le travail de M. Lancereaux sur l'infection purulente (*Gazette médicale*, 1863) ; l'article de M. Rendu sur les abcès du foie ; les thèses de doctorat de Marquet (1857), Vaugrente (1856), Legrip (1854), Domec (1877), Destais (1877), Mourlion (1880), etc., et en particulier l'excellente thèse de Guillermet (1878), la seule où l'infection purulente soit l'objet d'une mention sérieuse.

Notons encore les discussions de l'Académie de médecine et de la Société biologique sur l'infection purulente, la thèse de M. Humbert sur la septicémie intestinale, etc., etc.

Notre intention, en abordant un sujet aussi délicat, n'est point d'engager un débat de doctrine et de faire la lumière sur une question aussi controversée que l'origine et la nature de l'infection purulente. Nous voulons oublier un moment quelles ont été et quelles sont encore les théories soutenues sur cette question. C'est une simple étude de clinique que nous entreprenons ici ; elle se résume dans cette proposition :

Aux complications mortelles de la fièvre typhoïde géné-

ralement connues, il faut ajouter l'infection purulente, sur-
venant pendant la période de réparation, avec ou sans symptômes spéciaux ; à l'autopsie, on trouve les ulcérations intestinales en voie de réparation et les lésions ordinaires de
la pyohémie.

Nous diviserons notre étude en deux parties : la première
partie contiendra les observations inédites, par nous re-
cueillies ou communiquées, et les observations empruntées
aux auteurs ; nous les grouperons dans l'ordre de leur importance, en commençant par les plus concluantes.

La seconde partie comprendra l'analyse des observations
et une série de considérations sur l'anatomie pathologique,
les symptômes et le traitement de l'infection purulente dans
la dothiénentérie.

Qu'il nous soit permis, en commençant cette étude, de rendre hommage à M. le professeur Brouardel dont la bienveil-
lance égale le mérite éminent. Il a inspiré notre thèse; sans
ses conseils nous n'eussions pas osé l'entreprendre ; sans
son patronage, nous ne l'aurions pas menée à bonne fin.

Qu'il daigne agréer l'expression de notre respectueuse re-
connaissance.

Nous devons aussi remercier M. le Dr Duguet de l'em-
pressement avec lequel il a mis à notre disposition deux observations de son service, et des explications qu'il nous a si
libéralement données pour nous aider dans notre tâche.

PREMIÈRE PARTIE

OBSERVATION I (due à l'obligence de M. le Dr Duguet,
recueillie dans son service à l'hôpital Saint-Antoine).

Dubarbier (Ferdinand), âgé de 36 ans, gaînier, entré le 23 novembre 1879, Salle Saint-Augustin, lit n° 11.

Né à Paris, tempérament lymphatique ; il présente au cou des scrofulides ganglionnaires datant de l'enfance. A l'âge de six ans, il eut le croup et fut opéré par Bouvier. On retrouve les traces de la trachéotomie. Il n'a pas fait d'autre maladies.

La maladie pour laquelle il entre remonte à dix jours. Déjà, depuis quelques jours, il voyait son appétit diminuer, ainsi que ses forces, il dormait peu, lorsque la céphalalgie est survenue, accompagnée de frissons et de fièvre, de vertiges et de tintements d'oreille. L'état gastrique s'est aggravé, la faiblesse est devenue extrême, le malade a pris le lit. Vomitif, purgatif.

Son état ne s'améliorant pas, il s'est fait conduire à l'hôpital.

Le 24 novembre. Chaleur et sécheresse de la peau. Taches rosées lenticulaires, peu abondantes sur la paroi abdominale, plus confluente sur le dos, où elles se mêlent à une éruption d'acné.

Le ventre légèrement ballonné donne, à la palpation de la fosse iliaque droite, du gargouillement avec très peu de douleur.

La diarrhée existe depuis six jours.

La face est pâle au niveau du nez et des lèvres, colorée en rouge aux pommettes. Les lèvres sont sèches. La langue est tremblante, visqueuse et blanche au centre, rouge sur les bords et à la pointe. Les gencives sont sèches et couvertes au niveau du collet des dents d'un léger enduit fuligineux.

Foie et rate de volume normal à la percussion. Battements du cœur normaux ; pouls un peu vite.

Pas de symptômes pulmonaires.

La céphalée et l'insomnie persistent depuis le début. Néanmoins le malade, non atteint de stupeur, répond avec lucidité aux questions qu'on lui pose. (Potion de Tood. Limonade vineuse. Vin de quinquina).

Le 26. La forme ataxique se décèle depuis l'entrée du malade à l'hôpital, par un délire bruyant diurne et surtout nocturne. Les pupilles sont dilatées, le malade a de la carphologie. Les lèvres sont agitées d'un marmottement continuel. La voix est tremblotante. Pas de symptômes thoraciques.

Depuis le jour de l'entrée, la courbe thermométrique se maintient entre 38°5 et 39°5.

Le 27. Persistance du tremblement. Sueurs abondantes. On constate aux deux bases pulmonaires du râle sous-crépitant. L'éruption des tâches rosées lenticulaires est devenue presque confluente sur le ventre. La diarrhée persiste. (Trois lotions froides. Lavement avec chloral).

Le 4 Décembre. La température, qui était descendue l'avant-veille au-dessous de 38°, remonte brusquement de 38°2 à 40°5. On trouve une pustule d'ecthyma au niveau de la région fessière gauche. A part cet accident local et la grande oscillation de la température, l'état général n'est pas trop mauvais.

Le 9. Hier le malade a pris un bain tiède. La température est descendue le soir à 38°8. Depuis quelques jours, elle oscille entre 38° et 40° et au delà.

Le 11. La température remonte à 40°.

Les pustules d'ecthyma se sont multipliées, surtout vers le sacrum; à ce niveau, il s'est formé un abcès qui s'ouvre spontanément.

La pommette droite est très injectée. La respiration est assez rapide pour empêcher de percevoir le caractère des bruits du cœur. Elle est soufflante aux deux bases, mêlée de râles sous-crépitants et de bouffées de râles crépitants. L'état général est empiré.

La diarrhée a cessé. Hier deux selles de matières solides.

Le 12. Aspect typhique très prononcé. Jusqu'ici le malade à eu trois frissons espacés. La rougeur malaire a disparu pour faire place à un facies pâle, hyppocratique.

Subdelirium. La température est à 39°8.

La respiration est très fréquente, la toux quinteuse, avec expectoration abondante de crachats visqueux, brunâtres. Râles crépitants et sous-crépitants avec souffle au niveau de la racine des bronches. Râles sonores.

Le 13. Dans l'après-midi, frissons répétés, fièvre et sueurs profuses. Le malade, très oppressé, est pris d'une agitation extrême, il veut se lever. Râle agonique bruyant.

Mort le 13 dans la nuit. La température du soir avait été 37°8.

Autopsie le 14. La *Rate*, longue de 20 centimètres sur 10 centimètres de large, est ramollie, violacée, sans infarctus.

Les *Reins* assez volumineux sont congestionnés et offrent une teinte lie de vin à la coupe. Pas d'infarctus.

Le *Foie* est peu volumineux et pèse 1,410 grammes. La vésicule billaire renferme une bile fluide et de couleur jaune-citron.

A l'ouverture de *l'intestin*, on constate quelques rougeurs disséminées sur le côlon ascendant; la valvule iléo-cæcale est tuméfiée, surtout dans la partie où elle répond à l'intestin grêle ; la dernière portion de l'iléon présente une coloration rouge vif, sur une longueur de 40 centimètres. Dans cette étendue, on découvre des ulcérations irrégulières, déchiquetées, à bords surélevés et bleuâtres, ulcérations pour la plupart en voie de cicatrisation et présentant l'aspect froncé.

Quelques-unes sont encore couvertes d'une sorte d'enduit diphthéroïde s'enlevant aisément sous le scalpel.

On trouve dans l'iléon une grande quantité de follicules clos de teinte bleuâtre, et quelques-uns dans le côlon.

Estomac sain.

Le *Péricarde* est distendu par une grande quantité de liquide puriforme dans lequel nagent des flocons de fibrine.

Le *cœur* est recouvert de fausses membranes irrégulières, frangées, faisant corps par places avec les fausses membranes du péricarde pariétal. Aspect de langue de chat.

Les parois du péricarde sont le siège d'un piqueté hémorragique.

Le cœur, peu volumineux, ne présente pas d'altération endocardiaque; on trouve un caillot cruorique dans le ventricule et l'oreillette du côté droit.

Dans l'épaisseur de la paroi postérieure du cœur, au niveau du sillon interventriculaire et vers le milieu de sa hauteur, s'est formé un foyer purulent qui soulève la couche la plus superficielle du muscle cardiaque. Examiné sous diverses coupes, cet abcès représente une caverne ovalaire à grand diamètre transversal (22 millimètres environ), à parois anfractueuses et nettement coupées, se

prolongeant en plusieurs diverticulums dans lesquels on introduit
facilement un stylet. Cette caverne contenait du pus.

Les poumons sont congestionnés aux deux bases. Du côté gauche,
dans le lobe supérieur, se trouve un abcès métastatique de la grosseur d'une noix, entouré d'une zone de parenchyme hyperémié. Deux
autres noyaux semblables se voient au centre du même lobe.

Du côté droit, surtout en arrière, se voient encore quelques infarctus,
dans lesquels la transformations purulente n'est pas aussi avancée.

Obs. II (communiquée en 1853 par M. le Dr Barth, à la Société
médicale des hôpitaux).

Un jeune homme bien constitué, affecté d'une fièvre typhoïde
très intense, avec épistaxis abondantes, prostration, agitation,
délire, ballonnement du ventre, hémorrhagies intestinales, fut pris
tout à coup d'un frisson violent au moment où son état s'était sensi-
blement amélioré ; il n'existait alors ni diarrhée, ni douleurr abdo-
minales, le pouls à 96. L'exploration des principaux organes ne fournit
aucun signe qui pût faire soupçonner la cause de ce phénomène ;
mais le surlendemain l'articulation du coude gauche devint douloureuse, se tuméfia. et bientôt la fluctuation dévint évidente. Dès lors
le frisson se trouvait expliqué, car on était en droit d'admettre qu'une
collection de pus s'était formée dans cette articulation, et que le
malade était sous l'influence d'une infection purulente. M. Robert,
qui vit le malade, fut d'avis qu'on ne devait pas encore ouvrir le foyer
purulent, et le malade ne tarda pas à succomber.

L'autopsie permit de constater les lésions suivantes : l'articulation
du coude renfermait une notable quantité de pus ; on trouve dans
le foie trois noyaux d'induration, ayant chacun la grosseur d'une
noix, et assez analogues aux abcès métastatiques, seulement il
n'existait pas de cavité au centre de ces noyaux, qui paraisssaient
formés d'une matière fibrineuse creusée de nombreuses vacuoles.
Ces vacuoles étaient remplies d'un liquide purulent couleur lie de
vin ; la rate était le siège d'altérations analogues ; mais dans ce vis-
cère, les noyaux étaient déjà couvertis en foyer purulent;

Obs. III (extraite des cliniques de Trousseau).

Le 16 décembre 1861, dans l'amphithéâtre de l'Hôtel-Dieu, on faisait l'autopsie d'un jeune malade de 27 ans, qui avait succombé dans le service de mon collègue M. le Dr Horteloup, dans le cours de la septième semaine d'une fièvre typhoïde.

Les derniers symptômes qu'il avait présentés étaient ceux que l'on observe assez fréquemment dans la dernière semaine des dothiénentéries qui, arrivées à l'époque où la convalescence devrait commencer, semblent s'exaspérer et se manifestent par des désordres typhoïques et ataxiques nouveaux.

Au moment où l'on détacha la masse des intestins pour les ouvrir, on vit que le psoas du côté gauche était gonflé en forme d'ampoule dans sa partie la plus charnue. Une incision en fit sortir une quantité de pus de couleur chocolat que l'on put évaluer à 100 grammes à peu près. L'interne de M. Horteloup qui faisait l'autopsie nous disait que le malade n'avait jamais présenté les signes que l'on assigne ordinairnement au psoïtis. Je déclarai à l'instant que cet abcès devait être métastatique, et que suivant toute apparence, il y avait dans le poumon beaucoup d'abcès du même genre. Les poumons étaient en effet farcis de ces petits noyaux que l'on observe si communément dans les fièvres de résorption. Nous en rencontrions également dans le foie où nous ne trouvions, pour expliquer ce fait de résorption purulente, que de larges ulcérations dothiénenthériques occupant la partie inférieure de l'iléon.

Obs. IV.

Smarkoski, âgé de 28 ans, journalier, entré le 6 mars 1878, dans le service de M. le professeur Brouardel, salle Saint-Augustin, lit n° 31, hôpital Saint-Antoine. Le malade est à Paris depuis 8 jours. Il est malade depuis 4 jours. Il se plaint de mal de tête, de douleur de ventre, d'un malaise général.

Pas d'appétit. Il tousse. Il ne crache pas.

Pas de saignements du nez.

Fièvre typhoïde des plus accusées.

Bouche entr'ouverte. Haleine fétide.

Langue blanche et chargée.

Ventre météorisé. Douleur excessivement vive dans la fosse iliaque droite. Pas de taches apparentes.

Obscurité du murmure vésiculaire des deux côtés.

Rien au cœur. Bruits forts dans le deuxième espace intercostal droit. Pouls dicrote. Température du soir : 39,8.

1 verre d'eau de Sedlitz. Limonade vineuse. Bouillon.

8 mars. Délire la nuit. Deux verres d'eau de Sedlitz, pas de selles.

9 mars. La température baisse. Le malade tousse. Il est dans le décubitus latéral. Pouls dicrote. Langue sèche. Fuliginosités sur les lèvres et les dents.

Râles sibilants dans la poitrine.

21 mars, 104 pulsations. Eruption confluente de taches rosées. Râles de bronchite.

Deux lavements par jour. Deux lotions.

12 mars. Le malade est très refroidi : 37° ! ne rend pas de sang par les garde-robes, ne vomit pas. 5 ou 6 selles depuis hier. Un demi verre d'eau de Sedlitz. Pas de souffle au cœur.

13 mars. Dyspnée ; 96 pulsations. Etat général grave. Langue sale. Râles sibilants et ronflants. 39,4 ; 38,2 après les lotions.

14 mars. Va un peu mieux. Moins oppressé. Langue sale. 38,1 le matin ; 37,5 le soir.

15 mars. Va mieux. Langue toujours sèche. Le visage se congestionne vers midi. 38,6. 39,2, 92 pulsations.

16 mars. 39°. 39,4.

17 mars. 39,4. 39,8.

18 mars. Eruption furonculeuse, ecthymateuse, sur les fesses et le dos. Va mieux cependant. 39,4. 39, 6.

19 mars. Demande à manger. Demi-portion. 39,4. 40,4.

20 mars. 38,4 matin et soir.

21 mars. Eschares. Rhum et thé. 39,2. 40,2. Le pouls n'est pas très mauvais.

22 mars. Etat général très grave. Eschares disséminées. 39,6. 40°.

23 mars. Respiration difficile, mais pas de râles trachéaux. Toute la région dorso-lombaire est le siège d'ulcérations.

38,4. 116 pulsations. 44 respirations. Mort.

Autopsie. — On trouve dans l'iléon, près de la valvule iléo-cæcale, des ulcérations à demi cicatrisées occupan une étendue de 0,50 c.

Les plaques ne sont pas atteintes ; ce sont de préférence les follicules clos. On en retrouve quelques-uns dans le gros intestin. Hypérémie de la muqueuse. Arborisation s'étendant dans le 1⁒3 inférieur de l'intestin.

A la base du poumon gauche et droit, existent des ecchymoses sous-pleurales. Points de congestion.

Aux sommets, et surtout à droite, limitées en ce point, existent des granulations manifestement tuberculeuses.

Mais il y a aussi des indurations dans l'épaisseur du poumon. A la coupe, ces noyaux offrent le volume d'une noisette. Ils sont rouge brun, entourés par une zone blanchâtre qui tranche sur la couleur des parties circonvoisines. Il s'agit en un mot de noyaux isolés qui peuvent appartenir à des infarctus. On en retrouve quelques-uns assez nombreux, disséminés dans l'épaisseur du poumon. Ils sont tous du même âge, et ne sont pas suppurés. Ils ne semblent pas formés par des granulations tuberculeuses, car on n'en trouve nulle part à leur périphérie, ni dans leur substance.

Foie gras.

Reins un peu gros, celui de droite plus gros.

Cœur. — Caillots fibrineux et cruoriques. Le caillot cruorique occupe les parties déclives. Il semble y avoir une altération de la fibre cardiaque qui est à la section de différentes couleurs (rouge et jaune).

Encéphale. — Les méninges offrent une teinte laiteuse. La pie-mère est assez épaissie. Par place, elle offre des zones blanches, plus épaisses et d'un blanc nacré. A la face externe du cerveau, hémisphère gauche, existe une série de petites granulations (tuberculeuses). A la partie antérieure de ce même lobe et au niveau de la première circonvolution frontale, on trouve un petit noyau du volume de la tête d'une grosse épingle. Ce noyau est jaunâtre, il semble stratifié et est logé dans une coque dépendante de la pie-mère.

Rien dans les centres du cerveau, ni au plancher du 4ᵉ ventricule.

OBS. V (extraite du Traité des maladies du nouveau-né, de Bouchut).

Fièvre typhoïde; ulcérations intestinales guéries; mort; eschare; abcès métastatiques.

Julie Bouillet, 14 ans, 16 janvier 1857.

Cette enfant est souffrante depuis quinze mois et se plaint surtout des articulations. Au retour d'une fête à l'occasion du nouvel an, elle est prise de lassitude, se met au lit; depuis ce moment, elle a eu une épistaxis, des douleurs épigastriques très vives, de la diarrhée jaune, grande prostration, puis du délire; des cris la nuit dernière; elle est devenue sourde depuis peu.

Cette enfant est maigre, assez grande, offre des signes de puberté commençante, et ne sait si elle est réglée; décubitus dorsal avec résolution complète des membres; le visage exprime la stupeur, les narines sont pulvérulentes, les lèvres sèches fuligineuses; l'enfant ne peut rendre compte de ce qu'elle éprouve; elle paraît un peu sourde et se plaint continuellement; langue sèche, brune; soif fréquente, pas de vomissements ni de garde-robes; le ventre est tendre, ballonné, généralement douloureux, surtout dans la fosse iliaque droite, couvert de quelques taches rosées leuticulaires.

L'enfant tousse un peu, la résonance de la poitrine est bonne et l'on y entend du râle sibilant partout; pas de sommeil; plaintes continuelles, sans délire; peau chaude, sèche; pouls 140. (Cataplasmes; ipéca 1 gramme; citrate de magnésie, 8 grammes); le soir pouls 132.

Le 18, pas de vomissements ni de garde-robes, ventre modérément tendu, faiblement douloureux, avec des taches leuticulaires à la surface; plaintes continuelles, pas de sommeil, pas de délire; peau chaude, sèche; pouls 136, (ipéca 1 gramme; émétique 0,25).

Le 19, pas de vomissements, selles abondantes, liquides, jaunes. Même état de prostration et d'accablement, avec plaintes continuelles pendant la nuit, sans délire, (eau rougie, limonade, vin, bouillon coupé).

Le 20, pas de vomissements, trente selles très peu abondantes, volontaires, ventre aplati, douloureux, gargouillement dans toute l'étendue, langue humide, poisseuse; la prostration et l'adynamie sont moins grandes; la surdité a diminué, l'enfant suit des yeux et commence à parler; peau modérément chaude, pouls 120, (eau rougie et bouillon coupé).

Le 21, pas de selles, même état général, mais abattement plus grand, pouls 122, très faible, (eau rougie, bouillon).

Le 22, pas de selles, état général identique, langue sèche et polie, ventre douloureux, pouls 120.

Le 23, deux selles liquides, ventre douloureux et taches lenticulaires, prostrations moins grandes, pouls petit, 120.

Gandy.

2

Le 24, deux selles liquides jaunes, peu abondantes ; ventre légèrement tendre, toujours douloureux, avec gargouillement ; une tache lenticulaire ; langue sèche, rouge ; soif fréquente ; pas de vomissements. Toux sèche, fréquente, avec râle sibilant des deux côtés de la poitrine ; pas de sommeil, hyperesthésie cutanée, (bouillon, eau rougie).

Le 25, plusieurs selles liquides avec quelques fragments solides ; le ventre aplati, douloureux ; pas de vomissements ; langue humide, lèvres sèches, dépouillées, soif fréquente ; elle demande à manger ; mauvais sommeil troublé par de l'agitation, pas de délire (pouls 120. Bouillon).

Le 26, plusieurs garde-robes liquides, ventre légèrement tendu, toujours très douloureux, avec une ecchymose sous-cutanée près de l'ombilic ; langue dépouillée, rose, humide, soif fréquente ; la toux persiste, et il y a des deux côtés de la poitrine des râles muqueux abondants ; mauvais sommeil, peu de délire, plaintes continuelles ; pouls 120.

Le 27, plusieurs selles liquides de même nature ; soif fréquente ; ventre toujours tendu ; douloureux, sans gargouillement ; même prostration ; plaintes continuelles ; sommeil agité. Cependant le visage est meilleur, le regard suit les objets et l'enfant demande à boire et à aller à la selle. Pouls 120, petit, (bains, eau rougie, bouillon).

Le 28, même état ; plusieurs selles. Il s'est fait une eschare au sacrum.

Le 29, selles liquides mais un peu moins fréquentes ; même état de faiblesse ; pouls 112, (bouillon, eau rougie).

Le 30, plusieurs garde-robes liquides ; ventre aplati, toujours douloureux, n'ayant pas de taches lenticulaires, mais quantité de petites pétéchies formant taches ecchymotiques. Quelques ecchymoses sous-cutanées s'observent également sur les jambes ; l'eschare du sacrum se détache, elle ne s'est pas agrandie et n'intéresse que la superficie du derme ; peu de sommeil ; agitation et plaintes continuelles ; pas de délire ; toux assez fréquente, sèche, avec râles sibilants dans la poitrine ; pouls extrêmement faible, 122, (pain, bouillon, eau rougie ; 60 gr. de vin de quinquina ; bains).

Le 31, plusieurs selles liquides peu abondantes ; soif fréquente ; langue humide ; bon appétit ; peu de sommeil ; agitation et plainte continuelles ; décubitus latéral, à cause de l'eschare du sacrum qui ne fait pas de progrès et qu'on lave avec de la glycérine. Pouls 94, 100, extrêmement faible.

Le 1ᵉʳ février, quelques vomissements, la diarrhée continue; pouls 100.

Le 3, plusieurs selles liquides peu abondantes; pas de vomissements même état de prostration et d'adynamie; l'amaigrissement augmente malgré la nourriture. De nouvelles taches ecchymotiques se sont produites sur les membres; l'eschare augmente en longueur, et plusieurs bulles d'echtyma sanguinolent se sont produites sur la jambe et la cuisse gauche. Pouls 116, (bouillon, vin de quinquina, sous-nitrate de bismuth 1 gr. eau rougie).

Le 3, plusieurs selles abondantes; pas de vomissements; pouls 92, très dépressible, mais plus large; les fustules d'echtyma ne se sont pas développés (bains).

Le 4, plusieurs selles peu abondantes; vomissements nombreux dans la journée d'hier; langue rosée, humide, couverte d'un peu de muguet; le pouls excessivement petit, pas de sommeil; plaintes continuelles; peu de vomissements; plusieurs selles peu abondantes, liquides; ventre aplati, douloureux; les taches de purpura ont notablement diminué et il ne s'en est pas fait de nouvelles; même état des eschares; pouls 120 (bouillon).

Le 6, 7, 8 et 9, même état.

Le 10, l'enfant est morte avec toute sa connaissance, d'une façon presque subite au moment où elle venait de demander à boire.

Autopsie. — *Intestins.* — Les parois de l'intestin grêle étaient amincies; leur surface interne marbrée de plaques colorées en rouge par l'injection des vaisseaux; on ne découvrait pas de plaques de Peyer distinctes, mais on retrouvait à leur siège habituel des surfaces oblongues d'une couleur un peu plus foncée, d'un aspect moins uni, moins lisse que la muqueuse avoisinante; chacun de ces espaces avait la grandeur d'une plaque normale.

Dans la plupart d'entre elles on découvrait de petites dépressions circulaires ou ovales, de la grandeur d'un pois, tapissées par une membrane lisse qui passait sans interruption de la surface de l'intestin au fond de cette dépression, en formant au pourtour de l'orifice de ce petit godet très aplati un petit bourrelet; c'étaient autant d'ulcérations cicatrisées.

Le *foie* était volumineux; pâle, un peu gras.

Les *reins* étaient volumineux, pâles blanchâtres, mous, gras.

Les *poumons* paraissaient sains au premier aspect, à part le globe inférieur du poumon droit. Cette partie était rougeâtre, lourde, résistant sous le doigt, non aérée, et plongeait au fond de l'eau. On voyait des lobules à divers degrés de congestion ; à la coupe on retrouvait ce même aspect et de plus de très petites taches jaunes, les unes disséminées, les autres groupées ; la pression les vidait et en faisait sourdre des gouttelettes de pus visqueux.

Dans le reste de ce poumon et dans le gauche, on trouvait disséminés sept petits corps, d'un jaune très pâle, situés sous la plèvre qu'ils soulevaient comme autant de tubercules, de la grosseur d'un petit pois. Mais ce n'étaient pas des tubercules.

En les fendant on trouvait le tissu pulmonaire sain autour d'eux et on les trouvait formés par une petite poche à parois lisses, contenant un pus jaunâtre visqueux ; en général, la cavité était unique, à part l'une d'elle qui était formée par plusieurs vacuoles, régulièrement ovoïdes et s'ouvrant toutes dans un espace commun.

Obs. VI (Hoffmann)
Mort le vingt-cinquième jour d'une fièvre typhoïde.

C. Baumann, tailleur, 22 ans, de Baden, tombe malade avec des symptômes typhoïdes, le 20 décembre 1866, et entre à l'hôpital le 26. Il est bien bâti et vigoureux, le visage fortement injecté, la peau rouge et sèche, la langue sèche, couverte d'un épais enduit blanc. Pouls dicrote.

Température, le soir 40,1.

Le jour de son entrée et la nuit suivante, selles diarrhéiques nombreuses. La nuit, délire.

Le 29, forte épistaxis. Douleur dans la région inférieure de l'abdomen. La vessie est détendue, on en tire avec la sonde un demi-litre d'urine fortement colorée, mais limpide.

Le patient prend trois bains froids par jour. Il devient plus tranquille. La fréquence du pouls diminue un peu.

5 janvier. On trouve de la matité à l'angle inférieur de l'omoplate gauche. Pouls 104. Température du soir, 39,4.

Selles diarrhéiques abondantes. Le délire reparaît dans la nuit et augmente les jours suivants en même temps que la matité du côté gauche.

Le 13. Le malade est pris au bain, d'un violent frisson, la température s'élève et atteint, le 14 au matin, 40,2. Délire de plus en plus violent.

Mort le 15, à trois heures de l'après-midi.

Autopsie 20 heures après.

Corps assez amaigri, peau jaunâtre, conjonctives jaunes. Rigidité cadavérique marquée, dos entièrement bleu, muscles de la paroi abdominale d'un gris rouge avec éclat cireux. Tissu cellulo-adipeux sous-cutané en atrophie commençante. Eschare large à bords décollés sur le sacrum qui est à nu sur une assez grande étendue.

Cavité crânienne. Crâne d'épaisseur moyenne, se séparant facilement de la dure-mère. Caillot fibrineux dans le sillon longitudinal supérieur. A l'incision des méninges, il s'échappe une assez grande quantité de sérosité. Les veines superficielles du cerveau sont gonflées de sang ; la substance cérébrale est imbibée ; les ventricules latéraux sont dilatées.

Organes du cou et du thorax. Langue recouverte d'un fort enduit muqueux d'un gris foncé. Muqueuse du pharynx, de l'œsophage e du larynx très fortement injectée, sans enduit ; la muqueuse de la trachée est un peu moins rouge.

Les poumons sont en quelques points lâchement unis à la paroi thoracique. Nulle part d'adhérence solide.

A la surface des deux poumons se trouvent un très grand nombre de noyaux jaunâtres, gangréneux et purulents, variant de la grosseur d'un grain de chènevis à celui d'une noisette et est entourés d'une auréole d'un rouge sombre, les noyaux s'enfoncent profondément dans le parenchyme pulmonaire, en présentant l'aspect de quilles, et sont encore assez consistants par place. A plusieurs endroits des espaces plus considérables présentent aussi l'aspect de quilles plus volumineuses et d'un gris rouge.

Dans le reste, le tissu des deux poumons est insufflable. Le volume de l'air contenu est un peu diminué par un œdème d'un brun jaunâtre facile a exprimer.

Congestion très notable au niveau du bord postérieur des deux poumons.

Dans le péricarde, un peu d'augmentation de sérosité.

Cœur contracté, vide de sang, les valvules intactes, le muscle d'un rouge gris clair un peu ramolli.

Cavité abdominale. Intestins médiocrement distendus. Les ganglions mésentériques sont gonflés. L'intestin.contient des masses fécales assez volumineuses. Les plaques de Pey...r sont gonflées et pigmentées avec quelques ulcérations superficielles. Les follicules isolés présentent quelques ulcérations.

Dans le cæcum, quelques ulcérations pigmentées. *Estomac* pâle, un peu ecchymotique au niveau de la grosse tubérosité.

Foie volumineux, mou, les lobules ne peuvent être distinguées. Pas de bile dans la vésicule.

Rate augmentée de la moitié, ramollie.

Pancréas solide et dur.

Reins congestionnés.

Obs. VII (recueillie à l'hôpital Saint-Antoine, due à l'obligeance de M. le Dr Duguet).

Pilleur, âgé de 53 ans, paveur, entré le 7 février 1880, au n. 34 de la salle Saint-Augustin.

8 février. Cet homme est malade depuis une dizaine de jours, il a été pris à ce moment de céphalalgie ; il s'est senti fatigué, courbaturé, et depuis quelques jours, il a des coliques et de la diarrhée.

Il répond difficilement aux questions qu'on lui pose et paraît très abattu.

La langue est sèche, fendillée, recouverte d'un enduit blanchâtre. La peau est chaude, sèche.

Quelques taches rosées lenticulaires sur le dos.

Tilleul et feuille d'oranger. Potion de Tood. Vin de quinquina. Bouillon. Température, matin, 39,8.

Le 9. Le malade a dormi un peu. L'état de la langue est le même qu'hier. Le ventre est peu ballonné, non douloureux. Gargouillement dans la fosse illiaque droite. Tache rosée en avant, sur l'abdomen : quatre selles. La température a dépassé 40°.

Le 10. Le malade n'a pas dormi cette nuit ; il a été très agité le matin, il répond très difficilement aux questions qu'on lui adresse. Le pouls est large, dicrote, fréquent. Sulfate de quinine 0,30 ; chloral. La température est entre 39° et 40°.

Le 11. Le malade continue à être agité pendant la nuit, la langue est dure, sèche, fendillée. 4 selles diarrhéiques, ocreuses. La température est remontée à 40°.

Le 12. La langue est un peu moins sèche, mais toujours fendillée. Le pouls est dicrote. Le malade a eu plusieurs selles involontaires.

Le 14. La langue est redevenue sèche, ainsi que la bouche, qui est remplie de mucosités.

Le 15. Le malade ne dort pas ; il est agité toutes les nuits, il ne répond pas aux questions qu'on lui adresse.

Les selles sont toujours involontaires, très liquides et de couleur jaune.

Le malade avale tout ce qu'il trouve sous la main.

La température, qui était depuis quatre jours entre 39° et 40°, descend aujourd'hui au-dessous de 39°.

Le 18. Même état, le malade meurt dans la soirée.

Autopsie. A l'ouverture de la poitrine, on trouve dans la plèvre droite quelques cuillerées de liquide purulent, avec quelques adhérences à la base du poumon droit.

Poumon droit. Fausses membranes sur le lobe inferieur ; un peu d'hypostase et d'hépatisation dans ce même lobe ; enfin ce lobe est parsemé de plusieurs abcès métastatiques.

Poumon gauche. Le lobe inférieur est tuméfié, bleuâtre, très hypostasié, sans foyers métastatiques évidents.

Cœur droit. Caillot cruorique, pas d'altération des orifices.

Cœur gauche. Muscle mou, sans altération des orifices.

Foie. Mou et gras. La vésicule est pleine de bile, sans calculs.

Reins. Graisseux.

Rate. Volume et consistance à peu près normales.

Ganglions mésentériques. On en rencontre deux ou trois qui sont volumineux, ramollis, et donnent à la coupe un liquide purulent.

Intestin grêle. Dans le segment inférieur, quelques plaques de Peyer en voie de réparation, recouvertes d'un chevelu qui part facilement sous un filet d'eau ; ça et là quelques follicules clos isolés présentent la même altération. Rien dans le gros intestin ni dans l'estomac.

Cerveau. Mou, rempli de sérosité.

Muscle grand-droit, un peu pâle à la partie inférieure.

Aucun abcès sur la surface extérieure du corps.

Obs. VIII (communiquée par M. P. Michaux, interne des hôpitaux de Paris)

Jeanne Bertot, âgée de 25 ans, cuisinière, entre le 25 sept. 1879. à l'hôpital Laënnec, dans le service de M. le Dr Damaschino, salle Saint Joseph.

Cette femme présente à son entrée des symptômes gastro-intestinaux, accompagnés de fièvre et de céphalalgie, auxquels succèdent bientôt les divers symptômes d'une fièvre typhoïde bien caractérisée, température au-dessus de 40°, pouls très fréquent ; langue rôtie, fuliginosités, météorisme et ballonnement du ventre, diarrhée ocreuse abondante, selles involontaires ; vers le septième jour, de nombreuses taches rosées lenticulaires apparaissent sur le ventre, sudamina en rand nombre. La céphalalgie persiste, le délire survient avec de l'agitation et de l'adynamie (lotions froides, qui sont suspendues à la suite de complications thoraciques). Au bout de trois semaines, les phénomènes généraux graves persistaient seuls avec les symptômes thoraciques (dyspnée, râles fins, matité). L'ataxo-adynamie devenait extrême, la malade se sentit perdue et fut emportée le 1er novembre au milieu d'une fièvre et d'une dyspnée intenses.

Autopsie. Les *plaques de Peyer*, très visibles, sont augmentées de volume, quelques-unes légèrement ulcérées et en voie de cicatrisation ; les autres, en plus grand nombre, offrent l'aspect que l'on a justement comparé au piqueté d'une barbe fraîchement rasée. Même augmentation de volume dans les follicules clos isolés.

Gonflement très notable de la *rate* et de *ganglions mensentériques*. *Foie* un peu gros.

Les *reins* sont volumineux, stéatosés, très congestionnés ; leur épithélium est granuleux et a subi la dégénérescence graisseuse. Leur capsule se détaché très difficilement et on est obligé d'arracher avec elle des fragments de parenchymé glanduleux.

Appareil *pleuro-pulmonaire. A droite,* les deux feuillets de la plèvre, plus vasculaires qu'à l'état normal, présentent quelques adhérences celluleuses peu résistantes.

A la coupe du poumon droit, on observe une congestion intense avec une infiltration séro-sanguine qui donne au tissus un aspect œdémateux, presque gélatiniforme. Ce tissu congestionné, sans aller au fond de l'eau, plonge davantage que le tissu normal, çà et là on

trouve disséminés dans le parenchyme, des abcès très nettement
limités, de volume variable, de forme sphérique, dont quelques-uns
atteignent le volume d'une noix et que remplit un pus épais, cré-
meux, d'un blanc légèrement verdâtre. Ces abcès offrent tous les
caractères des abcès métastatiques.

A gauche, on trouve dans la cavité pleurale un vaste épanchement
séro-fibrineux qui a comprimé le poumon et l'a réduit à une petite
masse refoulée dans la gouttière costo-vertébrale. Des dépôts fibrineux, bleuâtres, très épais, occupent les deux faces de la séreuse
pleurale, et surtout son feuillet pariétal. On ne trouve dans ces fausses membranes aucune trace d'organisation.

Le parenchyme pulmonaire est comprimé et carnifié ; les cloisons
alvéolaires accolées emprisonnent un liquide gélatineux grisâtre
qui ne s'écoule pas à la coupe.

Obs. IX (extraite des Recherches sur la fièvre typhoïde de Louis).
Résumée.

Mort au trente-sixième jour; commencement de cicatrieation des ulcérations intestinales; suppuration de la parotide, des poumons et du bassinet du côté droit.

Un maçon, d'une constitution médiocrement forte, fut conduit en
fiacre à l'hôpital de la Charité, le 1er novembre 1826. Il était à Paris
depuis deux ans, et malade depuis quatre semaines. Sa maladie avait
débuté par des douleurs de ventre, la diarrhée, l'anorexie, la soif,
une faiblesse considérable.

État du malade a son entrée : figure pâle, yeux languissants, décubitus dorsal, langue sèche comme du bois, soif vive, anorexie,
pouls petit et faible, médiocrement accéléré, bruit respiratoire pur,
sans mélange de râle. Trois selles dans la nuit. (Vésicatoires aux
jambes, sirop édulcoré, fomentations émollientes sur l'abdomen, lavement émollient.)

Le lendemain, 2 novembre, même état. (Potion tonique avec
extrait de quinquina, 18 grammes.) Deux selles dans la journée.

Jusqu'au 10, peu de changement dans les symptômes. Faiblesse
croissante. Affaissement intellectuel, mais pas de délire.

Le 8, on remarque une tumeur assez considérable au niveau de la
parotide droite ; le malade dit en souffrir depuis cinq jours. En même

temps, on observe dans la région du sacrum une eschare de 55 millimètres de hauteur. Langue sèche, noirâtre, encroûtée. Pouls de 103 à 112.

Le 8. Le malade paraissait jouir de son intelligence ; mais il ne disait rien et il restait immobile. Il s'éteignit à huit heures du soir.

Autopsie. Trente-six heures après la mort.

Etat extérieur. Ventre légèrement météorisé. Peau des vésicatoires des jambes presque entièrement détruite.

Tête. Infiltration sous-arachnoïdienne dans les ventricules latéraux.

Cou. Ulcérations sur le pharynx. Parotide droite doublée de volume, d'un rouge brun mêlé de jaune à l'extérieur et à l'intérieur, contenant un grand nombre de petits abcès de 2 à 5^{mm} de diamètre. Dans ces abcès, on trouvait un pus jaunâtre, onctueux. Là où le pus n'existait pas, les grains glanduleux étaient séparés par un tissu cellulaire rouge et épais.

Poitrine. Deux cuillerées de sérosité dans le péricarde. Quelques adhérences entre les deux feuillets pleuraux du côté droit. 16 grammes de sérosité sanguinolente dans la plèvre gauche.

Poumon gauche à peu près normal. Le poumon droit était hépatisé à son sommet et en arrière, dans un espace de 80 à 108 millimètres carrés. Il offrait dans ce point 15 à 18 foyers de pus, de 2 à 5 millimètres de diamètre. Au-dessus dans le même lobe, à peu de distance de la scissure, au milieu d'une portion de tissu sain, se trouvaient encore huit à dix abcès semblables, environnés d'un cercle hépatisé de 2 à 4 millimètres d'épaisseur. Le lobe inférieur lui-même, au centre d'un noyau hépatisé moins considérable que celui du sommet du poumon, présentait cinq petits foyers de pus, semblables aux premiers.

Abdomen. Dans la dernière partie de l'intestin grêle, dans une longueur de 60 millimètres, se trouvaient quinze plaques elliptiques bleuâtres à l'opposite du mésentère, de 40 à 50 millimètres de surface, ulcérée ou non ulcérée. Quatre ulcérations offraient la tunique musculaire à nu ; deux autres étaient tapissées par une couche mince de tissu cellulaire. Les plaques bleuâtres non ulcérées présentaient une muqueuse épaisse.

Le gros intestin offrait des ulcérations à fond musculaire et des taches bleuâtres.

Le bassinet du rein droit formait du côté de la colonne vertébrale, une saillie due à 12 grammes de pus, sans le moindre calcul.

Les parois du rein droit étaient piquetées de points jaunes.

Obs. X (Louis). Résumée.

Mort au quarantième jour ; plaques de l'iléon cicatrisées ; tumeurs purulentes ou non purulentes dans le foie.

Un commissionnaire, âgé de 21 ans, d'une constitution assez forte était malade depuis huit jours quand il fut admis à l'hôpital de la Charité, le 2 décembre 1852. Il fut pris le jour de son arrivée d'un délire violent, et l'on fut obligé de le maintenir dans son lit avec le gilet de force.

Le 31, figure médiocrement colorée, sens intègres, répugnance à l'exercice de la parole ; langue sèche et noirâtre ; ventre météorisé ; pouls régulier à 78. Toux sèche par intervalles, respiration accélérée ; (Saignée de 375 grammes ; fomentations émollientes ; vésicatoire aux jambes ; petit-lait ; lavements.)

Du 3 au 4, pas de selles.

Le 4, stupeur légère. Mouvements convulsifs des lèvres pendant le sommeil. Pouls peu accéléré. Douleur du ventre. Pas de selles au-dehors des lavements.

Depuis cette époque jusqu'au 3 janvier, je fis les remarques suivantes. Il n'y eut pas de délire, céphalalgie rare ; intelligence paresseuse, somnolence fréquente. Le 13, abattement profond. Du 18 au 23, il ne s'exprimait que par signes. Le 23, il était, les genoux fléchis, dans l'attitude d'un homme qui se repose d'une longue fatigue. La parole revient un peu du 26 au 31. — On observe le 1er décembre dans la région de la parotide droite, un gonflement qui fit d'abord peu de progrès et devint considérable du 14 au 18, en sorte qu'on fut obligé, ce dernier jour, de faire l'ouverture de la tumeur qui contenait une grande quantité de pus verdâtre, sans odeur. Du 15 au 20, selles assez fréquentes, volontaires ou non ; rares ou quotidiennes et d'une assez bonne consistance, du 25 au 31. Douleur vive dans la fosse iliaque, le 13 décembre. Du 28 décembre au 2 janvier, vomissement de bile. La langue, qui avait été croûteuse, noirâtre, un peu épaisse, du 8 au 11 décembre, devint plus naturelle. Elle fut sale les quatre derniers jours de la maladie. Le pouls battit de 88 à 96 du 11 au 17 ; il se ralentit ensuite ; mais il s'accéléra à partir du 25. Bruit respiratoire pur et exempt de râles.

Le 3 janvier, à l'heure de la visite, la figure était cadavéreuse, bien que le malade pût parler. Délire dans la soirée. Ce délire fut presque constant jusqu'à la mort.

10 et 16 décembre vésicatoires aux membres inférieurs ; lavements de quinquina le 20, jusqu'à l'époque des vomissements. Lait-de-poule ou demi-bouillon.

Autopsie. Trente-deux heures après la mort.

Etat extérieur. Teinte jaunâtre universelle.

Tête. Une matière jaunâtre, demi-liquide, membraniforme, tapissant une partie de la dure-mère supérieure.

Cou. L'abcès était limité par l'arcade dentaire supérieure, le sterno-cléido-mastoïdien le bord libre de la mâchoire inférieure, le pharynx et la colonne vertébrale. La parotide était saine, sauf un petit abcès de la grosseur d'un pois.

Poitrine. Tubercule de la grosseur d'une noisette au sommet du poumon droit.

Abdomen. La membrane muqueuse de l'intestin grêle offrait, dans la dernière moitié de l'iléon, trois sortes de lésions : 1° beaucoup de cryptes, miliaires pour la plupart, quelques unes larges de 2 millim. et légèrement ulcérées ; 2° des plaques elliptiques blanchâtres, pique-tées de bleu, à l'apposite du mésentère, épaissies par le développement de la muqueuse ; 3° d'autres plaques de même forme, plus près du cæcum, de 25 à 70 millim. dans leur plus grand diamètre, d'un aspect lisse et poli, plus ou moins déprimées.

Le *foie* présentait à 35 ou 40 millim. environ de son bord libre, dans une surface de 100 millim. environ, une teinte jaune inégale, correspondant à une tumeur de même étendue, qui était formée par du pus. Dans les petit et moyen lobes se trouvaient six tumeurs assez fermes, beaucoup moins considérables, de même couleur mais sans pus, d'une structure aréolaire. Autour de ces tumeurs le foie était brunâtre. Les conduits biliaires étaient sains.

Obs. XI (extraite du Traité des maladies infectieuses de Griesinger).

Domestique de 19 ans, mort à la quatrième semaine.

Dans la rate, infarctus hémorrhagiques à côté d'abcès anciens. On trouve dans l'intestin des ulcérations qui sont en voie de cicatrisation.

On avait observé sur le vivant, des hémorrhagies intestinales, du décubitus, de grandes ecchymoses à la peau.

Obs. XII (Griesinger).

Domestique de 20 ans, morte à la période de cicatrisation commencée : dans la rate, on trouve deux abcès situés à la surface, ayant environ la grosseur d'une fève et entourés d'une enveloppe épaisse.

Dans un grand nombre de glandes mésentériques tuméfiées et pigmentées, il y avait de petits foyers de la grosseur d'un grain de chènevis, jaunâtres, ressemblant à du pus desséché. Des eschares gangréneuses étendues existaient au sacrum et aux trochenters.

Obs. XIII (Griesinger).

Homme de 25 ans, mort à la quatrième semaine. Pendant sa maladie, on avait observé des frissons et une prostration extrême qui survinrent à une époque où les accidents septiques se développent assez souvent.

A *l'autopsie* : Tuméfaction moyenne de la rate. Elle présente à sa surface un grand nombre de foyers de dimensions variables allant de la grosseur d'un pois à celle d'une noix ; quelques-uns sont d'un rouge noir, la plupart sont d'un gris jaune clair. Consistance variée : les uns sont fermes, les autres à demi ramollis ; l'un est transformé en une bouillie grisâtre.

On ne trouve dans l'intestin que de rares altérations typhoïdes, des ulcères mous.

Ulcérations considérable du larynx.

Obs. XIV (Griesinger).

Homme de 35 ans, mort à la quatrième semaine.

Les lésions typhoïdes de l'iléon sont en partie cicatrisées. Décubitus considérable. Foyers lobulaires dans les poumons. Dans la rate, qui est moyennement tuméfiée, on trouve deux noyaux situés à la périphérie, blancs, solides, ramollis par places.

Obs. XV (Griesinger).

Nourrice de 30 ans, morte au soixante-troisième jour de la maladie, ayant présenté de bonne heure de la néphrite, plus tard du décubitus, des furoncles et des abcès.

Les ulcères intestinaux sont complètement cicatrisés. On trouve des foyers de suppuration à la périphérie de la rate, et de la gangrène du poumon.

Obs. XVI (Griesinger).

Homme de 33 ans, mort au soixante-deuxième jour.

Il avait eu du frisson, des lésions de décubitus, de nombreux abcès. On trouve dans la rate un foyer de suppuration, un abcès dans la glande thyroïde. Les ulcères intestinaux sont en partie guéris.

Obs. XVII.

Rechute de fièvre typhoïde; escharre; résorption purulente; mort.

Céline Peuret, âgée de 22 ans, mécanicienne, entrée le 13 mars, à la Pitié, salle Sainte-Geneviève, lit n° 12.

Née en Normandie, habite Paris depuis l'âge de 5 ans. Père mort. Mère vivante et en bonne santé.

Réglée à 16 ans.

Début de la maladie, il y a trois semaines, assez brusque, céphalalgie intense, légère douleur abdominale; diarrhée (3 ou 4 fois par vingt-quatre heures); pas de toux. Après quinze jours de maladie pendant lesquels se déroulèrent les symptômes d'une fièvre typhoïde de moyenne gravité, la malade se trouvant mieux se leva pendant quatre heures.

Le lendemain, rechute. Elle entre à l'hôpital. Etat de la malade, le jour de son entrée : céphalalgie, courbature générale ; langue saburrale ; râles sibilants, peu abondants, disséminés dans toute l'étendue de la poitrine ; diarrhée très abondante (10 fois la nuit dernière).

A midi, épistaxis abondante.

15 mars. Rien de bien particulier. Continuation des symptômes de la veille.

Température : le matin, 38,5 ; le soir, 40.

16 mars. Vin de quinquina ; potion de Tocd. Température : 38,7 le matin ; 39,8, le soir.

17 mars. Vomissements verdâtres. Rétention d'urine depuis hier soir. Catéthérisme. Légère albuminurie. Température : 38,7 le matin, 40 le soir.

Le 18. Persistance des vomissements, avec moins d'abondance. Langue très saburrale. Température 39,4 ; 39,8.

Le 19. Miction spontanée la nuit. Apparition de cinq ou six phlyctènes au sacrum, au milieu d'une zone érythémateuse. Température 38,2 ; 40°.

Délire le soir.

Le 20. Langue sèche, râpeuse, fendillée transversalement, très douloureuse. Toux depuis hier. Quelques râles humides. Température : 38,8 ; 39,3.

Le 21. Ulcération des phlyctènes du sacrum. Extension de l'érythème à toute la fesse droite et à une partie de la fesse gauche. Température : 38,4 ; 40.

Le 22. Subdélirium et agitation la nuit. Matelas d'eau. Médication tonique. Température : 39, 39,8.

Les 23, 24, 25. Etat à peu près le même. Les oscillations de la température font craindre de la résorption purulente.

Pansement du siège avec une solution de chloral au centième.

Température : le 23, 39°, 40° ; le 24, 38,5, 40° ; le 25, 38,2, 41°.

Le 26. Gonflement considérable et rougeur du coude droit. Petites éruptions dyscrasiques sur la partie antérieure des cuisses, sur la partie postérieure des jambes et sur la face dorsale de la main droite. Température : 38,8, 40°.

Le 28. Délire et agitation la nuit. Le coude droit est plus enflammé, rougeur inflammatoire et gonflement de l'articulation de la première et de la deuxième phalange du médius droit, douleur à la pression. Phlyctène légère sur le coude droit. Température du 27, 38°, 40,5. Température du 28, 39,6, 40,5.

Le 29. Délire et agitation dans la journée. Gonflement considérable de la langue. Impossibilité de prendre la température du soir. Température du matin, 39,4.

Le 30. Coma et mort dans la matinée.

Autopsie. — *Gros intestin* criblé de petites ulcérations. Ganglions voisins tuméfiés.

Petit intestin entièrement sain. Les plaques de Peyer ont l'aspect d'une barbe fraîchement rasée. On distingue une quinzaine de cicatrices dans la dernière portion de l'intestin grêle.

Poumons œdématiés.

Vagin : membrane hymen. Au sacrum, l'os est à nu.

Au coude droit, infiltration séro-purulente de la couche cellulaire sous-cutanée.

Articulation de la première et de la deuxième phalange du médius droit, infiltration séro-purulente des tissus périarticulaires. Articulation saine.

DEUXIÈME PARTIE

CHAPITRE PREMIER.

ANALYSE DES OBSERVATIONS.

Parmi les observations qui précèdent, il en est dans lesquelles les lésions métastatiques rapportées étaient localisées aux poumons seuls. Elles forment un groupe important que nous allons examiner en premier lieu.

La cinquième observation, empruntée au livre de M. le Dr Bouchut, nous présente un cas de fièvre typhoïde chez une jeune fille de quatorze ans. Le début fut caractéristique, et les symptômes typhoïdes se développèrent sous la forme ataxo-adynamique avec des troubles abdominaux accentués.

Au dix–septième jour de sa maladie, elle parut mieux ; le lendemain on s'aperçut qu'une eschare s'était formée au sacrum. Bientôt l'eschare se détache. On remarque sur les jambes des ecchymoses sous-cutanées qui font place après quelques jours à des bulles d'ecthyma sanguinolentes. On insiste sur la médication tonique ; on lave l'ulcération du sacrum avec de la glycérine, et la malade se tient dans le décubitus latéral. Cependant la prostration persiste, et l'a–maigrissement augmente, l'eschare s'étend en surface, des vomissements surviennent, l'enfant se plaint continuellement, mais elle garde sa connaissance et elle meurt subitement au trentième jour de sa maladie.

Comme phénomènes thoraciques, elle avait eu une toux sèche assez fréquente, des râles sibilants et muqueux.

A l'autopsie, on trouva les lésions intestinales plus ou moins cicatrisées.

Le poumon droit était congestionné dans son lobe inférieur; peut-être cette congestion était-elle la cause de la mort subite. Mais les poumons présentaient d'autres lésions d'un intérêt spécial : des taches jaunes disséminées ou groupées recouvrant un pus visqueux, sept petits corps jaunes situés sous la plèvre, au milieu d'un tissu sain, et contenant du pus.

Il n'y avait pas à hésiter : le diagnostic d'infection purulente fut porté. Déjà le tableau symptomatique avait pu faire prévoir cette terminaison : l'envahissement par le sphacèle de la région sacrée, les ecchymoses sous-cutanées, les bulles d'ecthyma, le pouls petit, la prostration.

Le malade de la sixième observation présente des symptômes plus accusés de l'infection purulente dont il mourut. Il fut pris, le vingt-troisième jour de sa fièvre typhoïde, d'un violent frisson et d'une recrudescence de délire. La température du matin s'éleva à $40°,2$. Il mourut deux jours après, avec de l'ictère des conjonctives et de tout le corps.

Une eschare large à bords décollés avait mis à nu le sacrum dans une assez grande étendue.

A la surface des deux poumons, on trouva un très grand nombre de noyaux jaunâtres, quelques-uns purulents, variant du volume d'un grain de chènevis à celui d'une noisette et entourés d'une auréole d'un rouge sombre; ces noyaux s'enfonçaient profondément comme des quilles dans le parenchyme du poumon.

C'est l'infarctus pulmonaire à la période purulente.

Il y avait aussi des infarctus de date plus récente, représentés par les noyaux gris rouge.

L'intestin présentait des lésions insuffisantes pour expliquer la mort.

La quatrième observation, prise dans le service de M. le professeur Brouardel nous présente un cas type de fièvre typhoïde. Il s'agit d'un ouvrier de 28 ans, arrivé depuis huit jours à Paris. Il y a trois jours qu'il est malade quand il entre à l'hôpital. Céphalalgie, troubles digestifs, douleurs dans la fosse iliaque, température élevée, pouls dicrote, puis bientôt fuliginosités sur les lèvres et éruption de taches lenticulaires. Le tableau est complet, le diagnostic s'impose.

Vers le onzième jour, son état s'aggrave. Mais les jours suivants, une amélioration notable se manifeste. La température descend un peu. Cette amélioration persiste malgré l'apparition sur la région postérieure du tronc de furoncles et de pustules d'ecthyma. Le malade demande à manger et prend un demi-portion.

Puis voilà que la température remonte de 38° à 39° et à 40°. L'état général s'aggrave. Qu'est-il survenu? sur les point envahis par l'éruption, des eschares se sont formées. Toute la région dorso-lombaire est ulcérée. Le malade meurt dans la dyspnée.

L'autopsie confirme les prévisions de la clinique; le malade n'est pas mort de la fièvre typhoïde, les symptômes de réparation qui s'étaient manifestés n'étaient point trompeurs. On trouve les ulcérations de l'iléon à demi cicatrisées.

Si la mort doit être attribuée à une complication, quelle est-elle ? Interrogeons les poumons. Ils présentent du tubercule aux deux sommets. Mais ce n'est pas là qu'il faut chercher la cause de la mort, car la lésion est trop peu avancée nous n'avons que quelques granulations très peu étendues; Nous trouvons au contraire, dans l'épaisseur du poumon, des indurations brunes du volume d'une noisette, en nombre assez considérable pour représenter une lésion sérieuse. Ce n'est point du tubercule car on n'en trouve ni dans l'induration elle-même ni dans le tissu circonvoisin. Ce n'est pas non plus de la pneumonie lobulaire essentielle. Il s'agit de noyaux isolés, entourés de zône blanchâtre, présentant en somme les caractères des infarctus. Reste à savoir la provenance de ces infarctus. Les caillots contenus dans le cœur sont de date récente et ne tiennent pas à une dégénérescense de cet organe; tandis que nous avons dans les eschares de la fesse et du dos de nombreux foyers d'embolies septiques. Nous sommes autorisés à penser que ces eschares ont été le point de départ de l'infection.

La huitième observation nous fait mention d'une fièvre typhoïde dont les symptômes spéciaux cessèrent après trois semaines. Les symptômes généraux persistèrent, ils redoublèrent même de gravité, et l'autopsie apprit qu'ils avaient été l'expression d'un état morbide distinct de la fièvre typhoïde. On trouva dans l'appareil pleuro-pulmonaire les lésions de la pyohémie.

Aucun point de départ spécial de cette infection n'ayant été observé, il est probable que le lieu d'origine était dans l'intestin.

Si les symptômes caractéristiques font défaut dans la septième observation, si l'attention du médecin n'est attirée par

aucune lésion extérieure qui puisse devenir un foyer d'infection, à l'autopsie le diagnostic s'impose : du pus dans la
plèvre, des abcès disséminés dans le poumon, des ulcérations intestinales en voie de guérison, ces faits suffisent, en
l'absence de toute autre complication, à démontrer que le
malade est mort de pyohémie. Comme dans le cas cité par
Trousseau, le pus sera parti de l'intestin. Le malade est
mort au vingtième jour de sa fièvre typhoïde.

Deux mois auparavant, dans la même salle, un autre
malade succombait à la même complication, vers la cinquième semaine d'une fièvre typhoïde (Obs. I).

Il avait présenté les premiers signes de l'infection purulente le vingt et unième jour de sa maladie. Son état général
était alors assez bon, lorsque sa température s'éleva tout à
coup de plus de deux degrés d'un jour à l'autre. Ces oscillations extraordinaires continuent les jours suivants. En même
temps éclataient des frissons répétés qui se reproduisaient
jusqu'à la fin.

Les symptômes atoniques qui s'étaient montrés dès les
premiers temps redoublèrent d'intensité. Les symptômes
thoraciques se développèrent avec des caractères particu-
liers : râles muqueux, râles crépitants, respiration soufflante, crachats abondants.

La face prit un aspect hippocratique, cadavéreux. La
dyspnée devient excessive. La diarrhée avait cessé, les phénomènes abdominaux avaient disparu de la scène.

Le malade mourut dans la plus violente agitation.

L'autopsie ne pouvait pas manquer de révéler des lésions
importantes.

Comme on l'avait prévu, les ulcérations typhoïdes
étaient en voie de réparation.

Le cœur fut soigneusement examiné. L'attention de M. le Dr Duguet avait été appelée de ce côté pendant les derniers jours de la maladie. L'autopsie montra les lésions de la péricardite. D'où pouvait-elle provenir ? Les recherches faites dans ce sens amenèrent la découverte d'un abcès situé presque sous le péricarde et d'origine pyohémique. Le caractère infectieux de cet abcès fut confirmé par des lésions semblables des deux poumons. Ajoutons qu'on trouvait à l'autopsie les divers degrés de la lésion métastatique, depuis l'injection vasculaire représentée par le piqueté rouge du péricarde, jusqu'à l'infiltration et la collection purulente, en passant par l'infiltration sanguine.

L'abcès de la fesse gauche paraissait avoir été le point de départ de l'infection. M. le Dr Duguet nous dit qu'il n'y avait point dans la salle d'épidémie infectieuse. Voici d'ailleurs en quel terme il résumait cette observation dans une communication faite à la *Société médicale des Hôpitaux*. « Le malade se trouvait entré franchement en convalescence d'une fièvre ataxo-adynamique grave, quand il fut pris de trois violents frissons à quelques heures de distance ; il tomba rapidement de nouveau dans un état ataxo-adynamique qui l'emporta en trois jours. A l'autopsie, on trouva une vaste péricardite, avec fibrine, pus, ecchymoses, et, sous le péricarde du ventricule gauche, en arrière, un abcès métastatique du muscle cardiaque ; cinq ou six abcès métastatiques existaient en même temps dans chaque poumon ; quelques-uns entièrement purulents, comme celui du cœur ; d'autres d'un rouge vineux à la périphérie, avec teinte grise au centre seulement. Ce malade, pris ainsi d'infection purulente, ne présentait qu'un abcès sous-cutané de la fesse, abcès critique que nous avions laissé s'ouvrir *spontanément.* »

Cette intéressante observation que nous devons à M. le Dr Duguet, ainsi que la VIIme, ouvre pour notre analyse une deuxième catégorie de faits caractérisés pour la présence d'abcès métastatiques simultanément dans les poumons et dans d'autres organes, tels que le foie, la rate, les reins. Ce sont des éléments de plus pour le diagnostic. A côté de la 1re observation, la IXme, la IIIme, la XIVme rentrent dans cette catégorie.

La IXe observation, recueillie et interprétée par Louis en dehors de toute idée d'infection purulente, doit être selon nous rapportée à cette complication.

Il s'agit d'un ouvrier mort au trente-sixième jour d'une fièvre typhoïde à forme adynamique, avec une eschare du sacrum. Rien de bien particulier dans les symptômes. On aurait pu croire qu'il était mort de sa fièvre typhoïde. Mais les lésions intestinales étaient plus ou moins réparées, et Louis insiste même d'une façon remarquable sur l'état de ces lésions : il donne leur aspect gris bleu comme le signe d'une cicatrisation avancée. N'oublions pas qu'il écrit vers l'année 1840. Il s'attache aussi à établir le parallélisme de l'altération des glandes mésentériques et des ulcérations intestinales : de part et d'autre, il y a rétrogression.

C'est dans la parotide, dans les poumons, dans le rein que se trouvent les lésions récentes.

La parotide droite est doublée de volume, elle contient à l'intérieur un grand nombre de petits abcès. S'agit-il là d'infection purulente? ou bien la parotidite a-t-elle été le point de départ des embolies métastatiques? les deux hypothèses nous paraissent également douteuses.

Les lésions du poumon et du rein nous paraissent plus probantes, et l'eschare du sacrum suffit pour les expliquer.

Au poumon droit, dans ses trois lobes, on trouvait plusieurs petits foyers purulents. Au rein droit, au niveau du bassinet, existait une collection purulente, sans le moindre calcul.

Louis invoque une phlébite pour expliquer une lésion cadavérique dont la cause lui est inconnue. Nous reconnaissons là les idées de son époque, comme aussi dans la réflexion que lui suggère la présence dans la moitié droite du corps des divers abcès qu'il trouve à l'autopsie ; il se demande si ce fait ne pourrait pas justifier la division théorique qu'on a faite du corps humain en deux moitiés.

Pour nous, nous ne pouvons que garder une sage réserve : les veines rachidiennes ont puisé les particules septiques dans la plaie de la région sacrée, nous n'en doutons pas, mais quel trajet ont suivi les embolies et quelle cause a présidé à leur migration ? c'est ce qu'il ne nous appartient pas de préciser.

La troisième observation a été interprétée par Trousseau lui-même comme un cas d'infection purulente et dans des circonstances toutes particulières. Il raconte qu'assistant à l'autopsie d'un malade qui n'était pas mort dans son service, son attention fut attirée par un abcès du psoas. Ce malade avait succombé pendant la septième semaine de sa fièvre typhoïde, sans qu'on eût remarqué les signes ordinaires du psoïtis. Trousseau porta immédiatement le diagnostic infection purulente et fit chercher dans le poumon des abcès métastatiques, qu'on y trouva effectivement.

Mêmes lésions dans le foie.

Dans cet exemple, le point de départ de l'infection était

interne et la matière purulente ou septique avait été entraînée par les veines mésentériques dans le système porte, et secondairement dans la grande circulation.

La quatorzième observation, quoique très courte, nous fournit des éléments suffisants pour conclure à la mort par infection purulente : commencement de cicatrisation des ulcérations intestinales, lésions de décubitus comme point de départ de l'infection, foyers lobulaires aux poumons, noyaux périphériques à la rate comme localisation métastatiques, il n'en faut pas davantage pour caractériser ce fait.

Griesinger le donne d'ailleurs, avec les autres observations que nous avons empruntées à son livre, comme des exemples susceptibles d'être rapportés à la pyohémie.

Ces observations forment une troisième catégorie de faits, dans lesquels manquent les lésions du poumon. Mais nous y trouvons de véritables infarctus de la rate. Ce sont les 11e, 12e, 13e, 15e et 16e observations.

Dans la plupart de ces observations, Griesinger a soin de noter les foyers d'origine des lésions métastatiques. Dans quelques-unes et en particulier dans la neuvième, il relate les symptômes observés sur le vivant à l'époque de la complication. Ce sont les symptômes de la pyohémie. Ajoutons que tous ces malades sont morts dans la période de réparation des lésions intestinales.

La dixième observation, qui est de Louis, nous offre des lésions métastatiques du foie chez un malade mort au quarantième jour de sa fièvre typhoïde avec des plaques de Peyer cicatrisées, comme dans la première observation, Louis a soin de faire remarquer l'état des plaques de Peyer ; leur cicatrisation est encore plus avancée que dans le premier cas ; elle s'est faite dans le même ordre que les ulcérations avaient évolué, en commençant par les parties les plus voisines du cœcum. Les glandes mésentériques présentent le même degré de rétrogression.

« La mort n'est pas arrivée par là, dit Louis. Il faut en chercher la cause dans les lésions secondaires, parmi lesquelles il faut compter l'abcès et les tumeurs du foie, l'abcès du cou...»

Que manque-t-il à ces réflexions judicieuses ? un mot, c'est à nous de l'écrire : pyohémie. Cette pyohémie s'est traduite sur le vivant par le délire, l'abattement, l'altération des traits, la coloration jaune des tissus ; elle a eu probablement pour point de départ les matières septiques de l'intestin.

Dans la deuxième observation, c'est encore l'intestin, et même avec des probabilités plus grandes, qui aura été le point de départ de l'infection. On a observé des hémorrhagies intestinales ; puis il est survenu un frisson violent au moment où le malade paraissait entrer dans une bonne voie, et avec tumeur fluctuante s'est formée sur le coude gauche comme pour expliquer la cause du frisson. A l'autopsie, on trouve des noyaux métastatiques à différents degrés dans la rate et dans le foie, et une collection purulente dans l'articulation du coude. « Je crois, dit à ce sujet le Dr Barth, que ces abcès provenaient de foyers hémorrhagiques passés à l'état de suppuration et que les autres accidents ont été la cause de cette suppuration. Ne pourrait-on pas admettre comme possible, ajoute-t-il, une phlébite des veines aboutissant aux ulcérations qui existaient dans l'intestin et le transport du pus dans le foie par l'intermédiaire des veines mésaraques ? »

Quoi qu'il en soit de la phlébite, le rapport entre le foyer d'infection et les localisations métastatiques nous paraît nettement établi, et cette observation, malgré sa brièveté, n'en est pas moins des plus concluantes.

La dix-septième observation est discutable au point de vue du criterium fourni par la nécropsie. Les lésions viscérales de la pyohémie font défaut. Bien qu'elles se rencontrent dans cette complication, les infiltrations des tissus périarticulaires n'autorisent pas à conclure d'une façon rigoureuse. Nous avons pourtant intercalé cette observation dans notre étude à raison de l'intérêt qu'elle peut présenter pour le diagnostic. La malade a présenté de son vivant quelques symptômes d'infection purulente et de grandes oscillations de la température, une agitation extrême, des éruptions aux membres inférieurs

---

CHAPITRE II.

DES ABCÈS MÉTASTATIQUES ET DE LEUR POINT DE DÉPART.

§ 1ᵉʳ — *Localisations métastatiques.*

Nous trouvons dans nos observations les différents degrés de la lésion métastatique, parfois même réunis chez le même sujet, et, si l'on fait une statistique de la durée de la maladie, on s'aperçoit que les malades qui ont le plus longtemps vécu sont ceux chez qui ces lésions sont le plusavancées. Ainsi on trouve rarement des collections purulentes chez les sujets qui ont succombé avant le 25ᵉ ou le 30ᵉ jour de leur fièvre typhoïde.

Il est aussi à remarquer que les malades qui sont morts tardivement n'avaient pas d'abcès métastatiques dans les poumons.

Dans les dix-sept observations que nous avons données, on rencontre des lésions métastatiques réparties comme il suit : neuf fois aux poumons, une fois au cœur, une fois dans les reins, trois fois dans le foie, cinq fois dans la rate, une fois dans les gaînes musculaires, une fois dans le tissu cellulaire seul.

Nous omettons à dessein les lésions de moindre importance et celles qui sont susceptibles d'une interprétation variée. Ainsi la parotide peut être diversement envisagée : pour Wirchow, elle tient toujours à un catarrhe des conduits salivaires déterminé lui-même par une extension de l'angine. D'autres auteurs en font un processus métastatique, et nous croyons qu'il faut tenir grand compte de cette appréciation.

Nous ne nous étendrions pas davantage sur les localisations de l'infection purulente, si nous ne croyions utile de préciser certains points d'anatomie pathologique. Le diagnostic de l'infection purulente se fait sur le cadavre le plus souvent, il importe d'en déterminer les conditions.

Infarctus du poumon. — Les lésions disséminées du poumon peuvent être prises suivant les cas pour des abcès métastatiques ou pour de la pneumonie lobulaire. Rilliet et Barthez font remarquer que ces deux sortes de lésions se ressemblent par leur forme, leur étendue et leur aspect. Elles diffèrent : 1° par leur siège ; les abcès métastatiques n'occupent en général qu'un seul poumon et se présentent le plus souvent en arrière du lobe inférieur ; le plus souvent aussi ils sont superficiels, sous-pleuraux, faisant saillie ou tout au moins perceptibles à la palpation ; s'ils sont au centre, on peut néanmoins les reconnaître à la pression ; 2° par leur volume ; ils varient depuis un simple piqueté rouge jusqu'aux dimensions d'une noix et même d'un œuf de poule ; 3° par leur nombre ; il est rare qu'on n'en trouve qu'un ou deux, il y en a le plus souvent un plus grand nombre, jusqu'à vingt et même quarante ; 4° par leur couleur ; les infarctus hémorrhagiques sont brun-rouge ; 5° par leur forme à la première période, c'est un pointillé ou une tache ecchymotique ; à l'état de foyer hémorrhagique, c'est un cône à base périphérique, et cet aspect est véritablement caractéristique de l'infarctus viscéral ; 6° par leur coupe ; l'infarctus donne à la coupe une surface noire, et se présente au milieu d'un tissu sain ou tout au plus hyperémié, qu'on peut rendre flasque facilement en le malaxant sous un filet d'eau ; 7° par leur structure, qui est grenue dans l'infarctus, et à granulations plus grosses que dans la pneumonie (1).

En se transformant par la suite, ces infarctus accusent leurs caractères différentiels : leur coupe devient plus granuleuse, plus pâle, plus sèche, ce qui est bien différent de la première. Ils finissent par suppurer. On signale comme terminaison moins fréquentes le ramollissement caséeux, la gangrène, la résorption. Mais dans l'infection purulente, le sujet succombe avant qu'on puisse observer tous ces états ultérieurs.

(1) Duguet. Apoplexie pulmonaire.

§ 2. — *Voies d'infection.* — *Leur relation topographique avec les lésions métastatiques.*

Nous ne prétendons pas écrire un chapitre de pathogénie, mais établir quels ont été dans les cas observés et quels peuvent être les points de départ probables de la pyohémie dans la fièvre typhoïde. Toute question de doctrine et d'interprétation théorique mise de côté, il est certain que le mécanisme de l'embolie est encore le plus généralement invoqué pour expliquer les abcès métastatiques et représente l'enseignement le plus classique.

En chirurgie, toute solution de continuité des téguments donnant lieu à de la purulence peut devenir un foyer d'infection. Nous trouvons dans nos observations des exemples d'eschares au sacrum constituant une surface purulente plus ou moins étendue, c'est le cas le plus fréquent.

Mais le foyer n'est pas toujours extérieur, et l'on sait depuis longtemps déjà que cette condition n'est pas nécessairement requise. Aussi, voyons-nous Trousseau attribuer un fait d'infection purulente à la résorption par les ulcérations intestinales des matières contenues dans l'intestin malade ; Barth attribue des accidents analogues à la transformation et à la résorption d'un épanchement sanguin abdominal. Nos observations contiennent d'autres faits qui doivent être interprétés de la même façon.

Il va sans dire que la fièvre typhoïde est par elle-même une prédisposition à ces accidents ; que leur développement peut être favorisé par les mauvaises conditions de santé antérieure du sujet, et en particulier par l'alcoolisme, et, enfin, que la présence des miasmes d'une natnre infectieuse peut jouer le rôle de cause déterminante (Griesinger).

Quoiqu'il en soit de ces diverses influences, nous croyons que les eschares; à raison de leur fréquence et de l'importance que plusieurs auteurs leur attribuent, méritent une mention spéciale et un peu étendue.

Eschares. — Les eschares ont avant tout pour cause prédisposante la fièvre typhoïde elle-même qui intoxique l'économie et prépare les divers organes et les téguments en particulier à des lésions inflammatoires ou de nutrition.

Elle ne surviennent guère avant le troisième septénaire, que l'ulcération intestinale entre ou non dans une voie de réparation. Dès le quatorzième jour on peut les voir se former, le malade étant alors dans l'adynamie. Ces eschares sont observées sur des points variés de la surface du corps, parfois aux endroits mêmes où l'on a appliqué des révulsifs, soit des vésicatoires, soit des sinapismes. On voit par exemple les jambes complètement dénudées à la place qui a été recouverte par un vésicatoire. Sur le derme mis à nu s'est développée une fausse membrane qui s'est promptement ulcérée. Toute plaie, toute solution de continuité peut devenir le point de départ d'une eschare.

Les liquides irritants ont le même résultat.

Aussi dans sa thèse sur les complications de la fièvre typhoïde, le Dr Legrip cite le cas d'une jeune fille atteinte de fièvre typhoïde et en même temps d'un écoulement blennorrhagique. Le liquide qui suintait le long de la vulve et suivait le trajet de la rainure interfessière jusqu'au sacrum détermina une vaste eschare qui comprenait les grandes et les petites lèvres, la fourchette de la vulve et les bords du sillon interfessier. Piorry cite un cas analogue d'eschare survenue chez un typhique atteint de blennorrhagie.

Mais la cause déterminante la plus commune du sphacèle des téguments est la pression prolongée sur les mêmes points.

Après deux semaines de décubitus dorsal, il est fréquent de voir se produire un désordre de nutrition ou une lésion inflammatoire aux fesses ou aux lombes. Les points les plus saillants sont les premiers atteints : le niveau des tubérosités ischiatiques et du sacrum, dans le décubitus dorsal; le niveau des trochanters dans le décubitus latéral. A ces endroits, la peau rougit et se ramollit un peu : elle garde l'empreinte des tissus et celle du doigt qui la déprime. En même temps le tissu cellulaire sous-cutané s'infiltre de sérosité. Bientôt à cet érythème superficiel accompagné d'œdème, succède une altération plus profonde. La couleur de la peau qui était d'abord rouge clair se fonce et tourne au noir. Puis les parties atteintes se délimitent, un cercle rouge vif se dessine et ce sillon ne tarde pas à suppurer. La mortification s'achève et l'eschare se détache, laissant à la place qu'elle découvre une plaie d'un rouge grisâtre, à bords découpés et taillés à pic. Cette eschare est plus ou moins profonde; la peau peut être seule enlevée, c'est ce qui arrive le plus souvent. D'autres fois les muscles sont détruits et la région est creusée jusqu'à l'os. L'étendue en surface peut être considérable : Chomel cite des eschares d'un pied carré.

Si la nécrose atteint l'os lui-même et l'arachnoïde, il peut en résulter les plus graves désordres. C'est une complication spéciale que nous n'avons pas à étudier ici.

Le développement de l'eschare est favorisé au niveau des fesses par le conduit des matières excrémentitielles. Mais elle a été observée sur tous les points comprimés : au dos, aux trochanters, aux talons et même à l'occiput.

Il faut accorder une mention spéciale à une forme d'eschare qui débute par une éruption furonculeuse ou une éruption d'ecthyma. Ce n'est pas la moins redoutable, elle semble dénoter une intoxication plus profonde et une prédisposition spéciale à l'infection purulente. Elle a ceci de particulier qu'elle se dissémine, qu'elle constitue une multitude de foyers et que ces foyers se réunissant peuvent entraîner une destruction considérable des tissus et une vaste surface de suppuration.

Topographie. — Dans la séance du 16 mars 1875, M. le Dr Després communiqua à l'Académie de médecine un mémoire sur la localisation des abcès métastatiques, dont nous extrayons les conclusions suivantes : 1° toutes les fois que l'inflammation de la plaie qui cause l'infection purulente intéresse des vaisseaux appartenant à la grande circulation, les abcès métastatiques occupent le poumon ; 2° la pyohémie qui suit les lésions intéressant le système veineux du foie engendre normalement des abcès métastatiques du foie ; 3° che les malades qui ont eu des maladies antérieures ou suivent un régime qui laisse une altération durable sur un organe, les abcès métastiques siègent sur cet organe en même temps que dans le poumon. Ainsi, les abcès métastatiques du foie chez les alcooliques, les abcès de la rate chez les fiévreux.

Cette dernière loi est celle dont il nous est difficile de constater les applications. Mais ne pourrait-elle pas nous expliquer la fréquence des infarctus de la rate qui est en effet dans la fièvre typhoïde un *locus minoris resistentiæ?* Les infarctus spléniques sont par ailleurs, assez difficiles à expliquer

au point de vue de la migration de l'embolie que le foyer
d'infection soit extérieur ou intérieur Admettrons–nous
avec O. Weber que l'embolie peut quelquefois traverser
les capillaires des poumons pour aller de là dans la circulation? le globule blanc altéré de Hayem pourrait sans encom-
bre effectuer ce voyage. Dirons–nous avec Billroth qu'en
cas d'abcès pulmonaire, le poumon peut devenir le point de
départ d'une embolie ? Des faits de ce genre ont été démon-
trés par Lancereaux. Les limites que nous avons marquées
à notre travail nous imposent de rester neutre.

Notre embarras n'est plus le même en présence des abcès
du poumon et du foie isolés ou simultanés à la suite d'une
eschare de la région fessière. Les veines rachidiennes ont
pu conduire l'embolie soit dans le système porte, soit dans la
veine azygos. Si l'embolie est partie de l'intestin, elle aura
pu, traversant le foie, déterminer successivement des infarctus hépathiques et des infarctus du poumon. De sorte que si
les deux premières lois posées par Després sont vraies dans
bien des cas, l'ensemble des faits exige qu'on efface ce
qu'elles pourraient avoir d'exclusif.

CHAPITRE III.

SYMPTOMES ET DIAGNOSTIC.

Les symptômes de l'infection purulente sont connus : de
grands frissons, une température élevée, de grandes oscillations thermiques, une respiration accélérée, etc. ; nous

n'avons pas à refaire un tableau qui se trouve partout. Nous avons déjà fait remarquer, dans l'analyse des observations, combien il est difficile de découvrir ces symptômes chez les typhiques, soit que les symptômes des deux processus s'enchevètrent et se confondent, soit que le processus pyohémique soit modifié dans ses manifestations par la fièvre typhoïde qu'il vient compliquer.

Néanmoins dans plusieurs cas, l'attention du médecin pourra être attirée par les phénomènes propres à l'infection purulente, surtout lorsque le malade aura présenté une phase d'amélioration.

Quatre éléments doivent conduire, selon nous, au diagnostic de pyohémie dans le cours d'une fièvre typhoïde ; 1° l'époque ; 2° les foyers d'infection ; 3° les symptômes fonctionnels spéciaux ; 4° les symptômes généraux.

1° *L'époque.* — La pyohémie survient à l'époque des eschares, à l'existence desquelles elle se lie le plus souvent. Cette complication n'éclate guère avant le troisième septénaire, au moment de la réparation des follicules ulcérés. Elle peut survenir beaucoup plus tard, dans la période de la convalescence, vers la fin du deuxième mois.

2° — *Les foyers d'infection.* La formation d'une eschare, l'éruption de pustules d'ecthyma, etc., doivent éveiller l'attention et faire craindre l'infection purulente. Les abcès qu'on observe à la surface du corps peuvent être cause ou effet, ou même n'avoir aucune signification pyohémique. C'est ainsi que l'altération musculaire dite de Zenker peut entraîner la production d'un abcès, soit à la suite d'une hémorrhagie intra-musculaire, soit à la suite d'une destruction partielle du muscle.

Il faut savoir distinguer sur le cadavre cette lésion de dégénérescence d'un abcès musculaire d'origine pyohémique. Le muscle offrira encore les traces de cette dégénérescence spéciale (cireuse ou vitreuse), des granulations seront disséminées entre les fibres, les stries seront effacées, les faisceaux seront opaques ; à un degré plus avancé, le muscle paraîtra homogène, incolore, il aura un reflet de cire, le sarcolemme sera intact. On saura que cette lésion se localise de préférence dans le muscle grand droit de l'abdomen, dans les adducteurs de la cuisse.

Ajoutons que cette lésion pourrait, dans certaines circonstances, devenir le point de départ de la pyohémie. Les faits nous manquent.

Il est d'autres abcès sous-cutanés qu'on ne saurait rapporter ni à la pyohémie, ni à la dégénérescence musculaire, ni même à une compression quelconque, et qui surviennent en grand nombre durant la période de convalescence. Les anciens les considéraient comme des phénomènes critiques et saluaient leur apparition comme un signe de bon augure. Chomel, parlant de ces abcès, dit qu'ils ne sont pas des phénomènes défavorables et qu'on les observe au contraire chez les sujets qui guérissent. Nous avons entendu tenir le même langage par des chefs de service expérimentés. N'oublions pas cependant que nous avons vu dans une de nos observations un abcès de la fesse être suivi d'infection purulente.

3° *Symptômes fonctionnels spéciaux.* — Les infarctus du poumon donnent lieu à des points de matité? à des râles muqueux et crépitants, à du souffle tubaire ; ils contribuent à produire la dyspnée.

Il est à remarquer que, même en dehors de la fièvre typhoïde, les poumons sont toujours plus ou moins atteints dans l'infection purulente. A défaut d'abcès métastatiques, ils présentent de l'œdème ou de l'hépatisation. Le Dr Mourlion, dans sa thèse sur la *pathogénie de l'infection purulente*, attribue à l'état du poumon la dyspnée et la fièvre qui sont deux des phénomènes les plus constants de la pyohémie (1).

Les abcès métastatiques du poumon sont à peu près les seuls qui entraînent des symptômes fonctionnels spéciaux d'une constatation facile.

Les abcès du foie déterminent de l'ictère, phénomène d'ailleurs presque constant dans la pyohémie,

4° *Symptômes généraux.* — Nous les connaissons, mais il n'est pas sans intérêt de les reprendre un à un pour voir d'après les faits que nous possédons, dans quelle mesure ils sont masqués ou modifiés par la fièvre typhoïde.

Frisson. — Le frisson, soit au début, soit dans le cours de l'infection purulente, est un des phénomènes les plus constants. Il ne manque pas, quand il se produit, de frapper le médecin, qui ne peut en trouver la raison d'être dans l'évolution ordinaire de la dothiénentérie.

Température. — Une élévation exagérée et soudaine suivie de grandes oscillations de la courbe thermique annonce très souvent les accidents de la pyohémie. Vers la fin, la température peut s'élever encore comme elle peut s'abaisser. Dans tous les cas, elle manque de rhythme et de régularité.

---

(1) Nous sommes surpris que, dans sa thèse sur la pneumonie pseudolobaire dans la fièvre typhoïde (Paris, 1877), le Dr Destais ne fasse aucune mention de l'infarctus pyohémique du poumon. Il y a là, tout au moins, une omission de diagnostic différentiel.

Sueurs. — Des sueurs profuses et visqueuses ont été observées plusieurs fois.

Pouls. — Il est toujours faible et petit, plus ou moins accéléré.

Ces divers symptômes fébriles ne sont pas souvent faciles à dégager dans la pratique, parce que le malade est encore sous l'influence de sa fièvre typhoïde, et le médecin rapporte plus volontiers les phénomènes qu'il observe à la maladie première qu'à une complication. Il faut que ces phénomènes soient bien caractérisés pour en imposer.

Etat de la langue. — Quand, après avoir paru humide, la langue redevient sèche et fuligineuse, il faut craindre un nouvel état morbide.

Symptômes abdominaux. — Si la diarrhée s'arrête, ou si elle reparaît et qu'il y ait par ailleurs des symptômes graves, l'attention doit être éveillée.

Symptômes présentés par la peau. — Des éruptions diverses, des bulles d'ecthyma, des taches ecchymotiques, des éruptions miliaires, accompagnent souvent l'infection purulente, et aident à la reconnaître.

Enfin les symptômes d'ataxo-adynamie dominent la scène et caractérisent cette terrible complication. Tantôt l'ataxie l'emporte, et l'on observe du délire, de l'insomnie, de l'agitation ; tantôt, c'est l'adynamie qui est extrême, le malade est dans la prostration. Parfois il paraît avoir conservé son intelligence, mais il est complètement abattu. D'autres fois, il se plaint sans cesse. S'il parle, c'est pour demander à boire ; quelquefois, il s'exprime par signes.

Son habitus extérieur est fort remarquable, mais peut être

pris pour l'habitus typhoïde. Cependant on ne trouve guère dans la fièvre typhoïde un aspect aussi cadavéreux de la face et une teinte jaunâtre du tissu.

Enfin la dyspnée doit compter au premier rang parmi les signes de la pyohémie.

Griesinger distingue l'infection purulente de la septicémie par l'hyperesthésie qu'il attribue à la seconde.

Pendant que nous étions à la recherche de faits pour notre thèse, nous eûmes l'occasion d'observer à l'Hôtel-Dieu un cas de pyohémie qu'il nous semble intéressant de rapporter au point de vue du diagnostic. Une jeune fille de 18 ans était entrée dans un des services de cet hôpital et n'avait pas tardé à présenter des symptômes qui permirent de diagnostiquer une fièvre typhoïde. Au bout de trois semaines de traitement, elle mourut après avoir présenté dans les derniers jours des signes manifestes d'infection purulente. Nous assistâmes à l'autopsie. Les premiers résultats parurent confirmer nos prévisions et même les dépasser : du pus dans les ovaires, des infarctus dans les reins et dans la rate, des tumeurs dans le foie, les lésions étaient d'une abondance rare. Déjà nous nous félicitions de posséder une aussi riche observation, quand, en poursuivant les recherches, on s'aperçut avec surprise qu'il n'y avait dans l'intestin aucune trace d'ulcération typhoïque, et c'est dans le foie qu'on trouva la cause de l'infection et le siège même de la maladie. Cette malade avait succombé à un kyste hydatique du foie qui, ayant suppuré, était devenu le point de départ de l'infection.

Détail important à noter : la malade n'avait pas présenté de taches lenticulaires rosées.

CHAPITRE V

MARCHE ET DURÉE. — PRONOSTIC

Traitement.

Une fois développée, et il n'est pas toujours possible de préciser le moment de son apparition, l'infection purulente peut emporter le malade en deux ou trois jours. En moyenne, elle dure cinq jours ; elle peut aller jusqu'à dix et douze jours.

Aux frissons et aux oscillations thermiques du début viennent s'ajouter une faiblesse croissante, un délire de plus en plus aigu ou une grande prostration, des sueurs visqueuses, une teinte jaunâtre des tissus, un facies cadavéreux, et le sujet succombe.

En faisant le relevé de nos observations nous constatons que deux malades sont morts le 30e jour de leur fièvre typhoïde, deux le 25e jour, un le 20e jour, un le 18e jour, un le 36e jour, un le 40e jour, un dans le courant de la septième semaine.

Le pronostic est fatal. Nous ne croyons guère à la guérison de l'infection purulente, surtout dans la fièvre typhoïde. On a pris quelquefois, et bien à tort, l'apparition d'abcès multiples à la surface du corps pour une manifestation pyohémique ; nous avons examiné ce point de diagnostic. Le prétendu cas de diathèse purulente, consécutif à la fièvre typhoïde et traité par l'iode avec succès, que le Dr Bouyer a

publié dans l'*Union médicale* (13 mars 1862), était simple-
ment un cas d'abcès multiples sous-cutanés, sans caractère
infectieux.

Traitement.— Le seul traitement efficace sera le traitement
préventif. En dehors des soins d'hygiène et de la médication
tonique et antiseptique (on a recommandé le sulfate de
quinine à haute dose et l'alcoolature d'aconit, de 6 à 8 gr.),
ce traitement aura pour objet spécial de prévenir la formation des voies d'infection et de les surveiller une fois formées.

La surface intestinale pouvant devenir le point de départ
de l'infection, il y aura lieu de porter son attention de ce
côté. M. Bouchard (hôpital Lariboisière) administre à ses
typhiques des cuillerées de glycérine et de charbon mêlés.
Il leur donne aussi une potion désinfectante ainsi composée :
créozote 2 gr. ; rhum 120 gr. ; acide phénique, 25 centig. ;
acide salycilique, 1 gr.

Ces deux pratiques nous semblent excellentes.

Les lavements à l'acide phénique ont été employés. Il faut
y prendre garde ; nous connaissons deux cas d'intoxication,
dont un mortel, à la suite de lavements phéniqués répétés
pendant trois ou quatre jours (1/4 de lavement avec une solution d'acide phénique au 100me).

Eschares, plaies extérieures, etc. — Chomel a divisé le
traitement des eschares en trois phases : avant, pendant et
après.

Avant que l'eschare soit formée, il faut empêcher le décubitus prolongé du malade sur un même point, surtout si
l'on voit une rougeur apparaître. Il faut égaliser les pressions
et faire en sorte que le corps du malade ne soit pas soutenu

par quelques points isolés. Le matelas d'eau ou d'air remplit merveilleusement cette indication.

Si l'eschare vient à se former, on doit recourir à des soins de propreté et de désinfection très minutieux. Le camphre, le vin aromatique, les solutions phéniquées pourront dans une certaine mesure s'opposer à l'extension de la lésion. On recouvrira l'eschare d'une couche de ouate qui aura le double avantage de l'isoler et d'amortir la compression.

Une fois l'eschare tombée, il y a lieu de panser la plaie qui reste avec de la charpie ou de la ouate imbibée de chloral. On a remarqué que l'acide phénique, si utile comme désinfectant, avait comme topique l'inconvénient de retarder la cicatrisation. Le vin aromatique serait préférable.

Les eschares succédant aux vésicatoires et aux autres révulsifs seront traitées de même, et le mieux serait de ne pas recourir aux vésicatoires sans nécessité.

Faut-il ouvrir les abcès sous-cutanés ? On se l'est demandé longtemps, et les réponses ont été variées. Assurément il n'y a pas de raison d'ouvrir les abcès plus tôt qu'on ne le fait ordinairement en chirurgie ; mais il n'y a pas lieu non plus de redouter outre mesure l'accès de l'air dans la collection purulente. L'usage de l'acide phénique a dissipé bien des terreurs et renouvelé sous ce rapport les habitudes de la chirurgie.

En somme, fermez s'il est possible les portes d'entrée de l'économie à l'infection purulente, ce sera le plus sûr moyen de la traiter.

CONCLUSIONS.

I. — L'infection purulente est une des terminaisons rares de la fièvre typhoïde.

II. — Cette infection purulente peut reconnaître pour point de départ tantôt une solution de continuité du tégument externe (eschares, abcès, etc.), tantôt une ulcération du tégument interne (intestin).

III. — Cette complication survient dans le cours de la troisième période de la fièvre typhoïde, c'est-à-dire au moment où les eschares peuvent apparaître et où les ulcérations des plaques de Peyer sont en voie de cicatrisation.

IV. — L'état général de la fièvre typhoïde masque le plus souvent les symptômes propres à cette complication. C'est donc surtout par les circonstances étiologiques (eschares, abcès, etc.), et, seulement dans quelques cas rares, par les symptômes propres à l'infection purulente, que le médecin pourra faire le diagnostic de cette complication.

V. — Le diagnostic anatomique est facile lorsque les abcès métastatiques se présentent avec leurs caractères spéciaux de siège, de forme, de volume, de structure, etc. C'est par la recherche de ces caractères que l'on devra éviter la confusion de ces abcès avec certaines lésions telles que la pneumonie lobulaire.

VI. — Nous sommes désarmés contre la gravité de cette complication. Mais toutes les précautions hygiéniques qui auront pour but de prévenir la gangrène de la peau, tous les pansements qui aboutiront ou qui aideront à la réparation de ce foyer une fois constitué, seront les meilleurs moyens pour combattre cette complication. Du côté du tégument interne, il semble que le plus sûr moyen pour éviter une absorption par les plaques de Peyer, consiste à empêcher le séjour prolongé dans l'intestin de matières capables de produire cette infection.

Paris. — A. PARENT, imp. de la Faculté de Médecine, r. M.-le-Prince, 29-31.

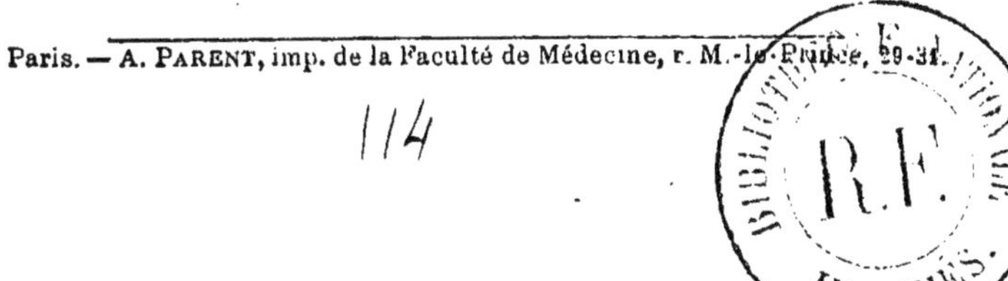

www.ingramcontent.com/pod-product-compliance
Ingram Content Group UK Ltd.
Pitfield, Milton Keynes, MK11 3LW, UK
UKHW022316120726
13694UKWH00004B/1439